RECHERCHES

CLINIQUES ET EXPÉRIMENTALES

SUR L'ACTION

DES EAUX SULFUREUSES D'EAUX-BONNES

PAR

Léon ANDRAL,

Docteur en médecine de la Faculté de Paris,
Ancien interne des hôpitaux de Paris,
Membre de la Société anatomique.

PARIS

OCTAVE DOIN, ÉDITEUR

PLACE DE L'ÉCOLE-DE-MÉDECINE

2, rue Antoine-Dubois, 2

1876

RECHERCHES

CLINIQUES ET EXPÉRIMENTALES

SUR L'ACTION

DES EAUX SULFUREUSES D'EAUX-BONNES

PAR

Léon ANDRAL.

Docteur en médecine de la Faculté de Paris.
Ancien interne des hôpitaux de Paris.
Membre de la Société anatomique.

PARIS

OCTAVE DOIN, ÉDITEUR

PLACE DE L'ÉCOLE-DE-MÉDECINE
2, rue Antoine-Dubois, 2

1876

RECHERCHES

CLINIQUES ET EXPÉRIMENTALES

SUR L'ACTION

DES EAUX SULFUREUSES D'EAUX-BONNES

PREMIÈRE PARTIE

Action des Eaux de Bonnes sur la température du corps.

Mon intention n'est pas de retracer ici, au moins avec détails, tous les phénomènes généraux qui succèdent à l'administration des Eaux de Bonnes (eau de la source Vieille ; — l'eau des autres sources d'Eaux-Bonnes est beaucoup moins employée, et c'est celle de la source Vieille que l'on prescrit d'ordinaire eu boisson). Je ne rechercherai pas non plus si ces phénomènes généraux sont nécessaires pour assurer la guérison des malades qui vont chercher la santé dans cette station thermale, ou bien, si malgré leur fréquence. ils ne sont pas indispensables.

Mon programme est beaucoup moins vaste.

Je me bornerai à étudier l'action des Eaux-Bonnes sur la température du corps.

La température générale du corps s'élève-t-elle après l'administration des Eaux-Bonnes ? reste-t-elle stationnaire ? ou bien s'abaisse-t-elle ? si elle s'élève, à quel moment s'élève-t-elle, et quelle est l'étendue de ce mouvement d'ascension ? en un mot, y a-t-il fièvre ou non ?

Tous les auteurs dont j'ai lu les traités et les mémoires sur ce sujet se bornent à dire que les eaux de Bonnes déterminent une accélération du pouls *avec élévation de la température*, de la dyspnée, de la toux, etc., mais aucun n'a pris la température des malades qu'il lui était donné d'observer.

Pour prouver ce que j'avance, je pourrais faire de nombreuses citations ayant trait au sujet dont je m'occupe ; mais je crois qu'il est inutile de remonter bien haut dans l'histoire des Eaux-Bonnes, et je me bornerai à dire relativement à leur action ce que l'on trouve dans les récits les plus récents.

Dans l'excellent article que M. Henri Gintrac a consacré aux Eaux-Bonnes, dans le *Nouveau dictionnaire de médecine et de chirurgie pratiques,* on lit :

« Action physiologique. — Tous les médecins qui ont écrit sur les Eaux-Bonnes s'accordent à les considérer comme hypersthénisantes.

« D'après Andrieu, elles déterminent une sorte de *fièvre artificielle,* une fluxion des muqueuses, une exagération des sécrétions pathologiques, quel qu'en soit le siége, l'établissement ou le rétablissement des hémorrhagies naturelles, le réveil des fonctions de nutrition, l'augmentation de l'activité normale du système nerveux.

« Elles provoquent surtout une toux sèche, de la dyspnée, de l'expectoration, marquant ainsi leur action élective sur les organes respiratoires.

« Gueneau de Mussy a vu, sous leur influence, l'innervation devenir plus puissante, l'assimilation et la nutrition plus actives, en un mot, toutes les fonctions s'exécuter avec plus d'énergie et plus d'harmonie.

« De Pietra-Santa donne le résultat des effets qu'ont produits sur lui-même les eaux de Bonnes ; il a ressenti par suite de leur emploi, une contraction douloureuse à la gorge et au larynx, une suractivité dans les fonctions digestives, dans la *circulation générale*. dans les sécrétions; en même temps les amygdales, la luette, le voile du palais offraient une injection générale assez vive.

Cazenave reconnaît aux Eaux-Bonnes une *action excitante générale*, et une action élective sur les muqueuses bronchique et pharyngée ; celle-ci peut devenir le siége d'une angine spécifique qu'il appelle angine sulfureuse.

« Devalz, dans son livre : *De l'action des Eaux-Bonnes dans le traitement des affections de la gorge et de la poitrine*, établit comme conclusion au chapitre relatif à l'action physiologique :

« 1° Que cette action physiologique est l'excitation générale et antagoniste de tous les appareils de la vie organique, et partant une sorte de dérivation qui empêche ou fait cesser la concentration du stimulus dans un organe en particulier.

« 2° L'excitation de tous les appareils de la vie organique et l'élan vigoureux imprimé aux actes de sécrétion et d'absorption facilite les phéncmènes chimiques de la respiration et *élève le degré de la chaleur animale*.

« Pidoux a toujours considéré les Eaux-Bonnes comme stimulantes.

« Elles excitent les trois grands appareils de l'économie, l'appareil digestif, l'appareil nerveux, *l'appareil respiro-circulatoire*, sans toutefois que la limite de l'action physiologique soit dépassée.

« On peut résumer ainsi les effets produits sur l'homme en santé par les Eaux-Bonnes :

« Les forces générales sont augmentées, les battements du cœur sont accélérés, le pouls acquiert de la force et de la résistance, les facultés digestives recouvrent une puissance qu'elles avaient souvent perdue depuis longtemps, l'appétit est plus vif, la nutrition et l'assimilation sont plus actives, toutes les fonctions s'exécutent avec plus d'énergie et plus d'harmonie, il survient de la toux, l'arrière-gorge et le larynx donnent simultanément des signes de souffrance, il se développe de la chaleur, des picotements, une injection spéciale et caractéristique sur les amygdales, la luette, le voile du palais, la paroi postérieure du pharynx, et jusque dans l'appareil vocal proprement dit ; toutes les sécrétions, celle du rein en particulier, sont accélérées ; le système cutané devient le siége d'un mouvement fluxionnaire, d'éruptions de diverse nature auxquelles on donne le nom de poussées.

« Cette action tonique imprime à la circulation capillaire, ou pour mieux dire à la vitalité du derme, une force toute nouvelle qui rend la peau moins impression-

nable, et, comme conséquence de ce transport de l'é-
nergie vitale du centre à la circonférence, on voit des
sécrétions pathologiques à la peau, se créer, se rétablir
ou s'exagérer.

« Les Eaux-Bonnes possèdent une action physiologique qui consiste dans l'énergie plus grande imprimée
à toutes les fonctions, le *remontement général* suivant
l'expression de Bordeu, et une action spéciale en quelque
sorte élective sur la muqueuse bronchique.....

« ..... Mais il existe de la part des Eaux-Bonnes une
action particulière qui a été signalée par Pidoux. Cette
influence se traduit d'après le savant inspecteur, par
une susceptibilité catarrhale toute nouvelle, et celle-ci
ne doit nullement être attribuée à des circonstances mé-
téréologiques. L'invasion de ces affections catarrhales
qu'il appelle Eaux-Bonnaises, est très-franchement aiguë.
Ce n'est point une exaspération de la phlegmasie chronique des bronches, c'est une manifestation morbide
moins personnelle. La dyspnée est congestive, les poumons sont fluxionnés. La céphalalgie, l'injection vul-
tueuse des traits, la toux rauque, le coryza, la *chaleur
halitueuse*, la *fièvre de bon caractère*, la courbature,
l'accablement léger, etc., tout annonce que le malade
est placé sous une influence pathogénétique récente et
superficielle.

« Cette grippe thermale parcourt rapidement, fran-
chement ses périodes, elle marche à côté de l'affection
chronique sans s'y ajouter, sans la précipiter ; elle finit
brusquement, puis la tolérance devient plus grande
pour le traitement hydro-minéral, et la susceptibilité
catarrhale chronique n'a pas de contre-maladie théra-

peutique plus sûre que cette susceptibilité catarrhale franche et passagère qu'imprime à l'économie la médication sulfureuse thermale. »

Dans le court chapitre consacré aux Eaux-Bonnes dans la dernière édition de son *Manuel des eaux minérales*, M. Le Bret ne dit rien de l'action physiologique de ces eaux. Pour connaître son opinion sur ce sujet, il faut se reporter aux pages 177 et suivantes, où il est question de la médication sulfureuse en général.

M. Constantin James dans son *Guide aux eaux minérales*, avant de reproduire l'article du Dr Darralde sur l'influence des Eaux-Bonnes sur l'appareil respiratoire, écrit ces lignes :

« Il survient habituellement, dans les premiers jours de la cure, de l'agitation, de l'insomnie, une sorte d'exaltation de toute le système nerveux, comme par les effets du café ; la force musculaire semble accrue ; le pouls est plein, le visage coloré, l'appétit impérieux ; il y a en même temps de la constipation, quelquefois au contraire du dévoiement avec pincements d'entrailles et coliques sourdes. Puis, enfin, tout se régularise, et il ne reste qu'un sentiment plus prononcé de bien-être.

Dans ses *Commentaires thérapeutiques du codex* M. le professeur Gubler parlant de l'action du monosulfure de sodium, et par conséquent de celle des eaux que ce sel minéralise, dit que cette action est analogue à celle du soufre et de l'hydrogène sulfuré.

Or, d'après M. Gubler, le soufre une fois absorbé et parvenu dans le sang, agit à la manière des excitants diffusibles : il *fouette la circulation, élève la température* et produit, quand la dose est forte et longtemps continuée un véritable mouvement fébrile.

L'acide sulfhydrique en dissolution, pris à l'intérieur et absorbé produit les effets stimulants et altérants du soufre.

La fièvre, s'il y en a, doit donc être attribuée à l'action du monosulfure de sodium.

Le monosulfure de sodium minéralise non-seulement les Eaux-Bonnes, mais aussi les autres eaux sulfureuses de la chaîne des Pyrénées.

J'ai donc lu ce qui a été écrit sur les autres eaux sulfureuses. La grande majorité des auteurs leur reconnaît des propriétés excitantes, stimulantes ; elles *accélèrent le pouls*, élèvent la chaleur du corps.

Mon excellent collègue et ami le Dr Sénac-Lagrange a publié cette année même un très-bon travail intitulé : *Du mode d'action des eaux sulfureuses*.

Ce travail a été fait à Cauterets.

Je n'en citerai naturellement que les passages où il est question de l'action physiologique des eaux sulfureuses. Pages 26 et 27 on lit :

De l'excitation.

« On peut appliquer le mot « excitation » à tout surcroît d'activité développé dans un tissu vivant; au point de vue thérapeutique, c'est une exaltation des propriétés vitales d'un ou plusieurs organes. Elle comprend plusieurs degrés : stimulation qui ne dépasse pas le système nerveux, excitation qui atteint un organe ou un tissu, ou tout l'organisme, irritation violente qui dépasse l'excitation. Les eaux sulfureuses peuvent, dans leurs effets, déterminer toutes les formes et tous les degrés de l'excitation, suivant les modifications apportées dans leur emploi, étendue, durée, siége, degré d'intensité de l'excitation. »

Et plus loin, pages 31, 32, 33 :

« L'excitation par nos eaux n'est point seulement le fait de l'administration immédiate de l'eau minérale; elle se poursuit parfois dans l'intervalle en courbature, agitation, insomnie, palpitations cardiaques, etc. Celle-ci a évidemment pour cause l'absorption des principes minéraux de l'eau sulfureuse, c'est là la réaction qu'ils provoquent.

« On a séparé ces deux excitations en deux :

« On a appelé excitation minérale ou altérante celle qui s'établit après l'administration qui suit l'excitation immédiate, dont les effets ont besoin d'un temps pour se développer, et persistent, sans que leur action curative ait pour mesure l'action physiologique.

« On a appelé excitation de calorique celle qui suit immédiatement l'application minérale, c'est à celle-ci que Bordeu faisait probablement allusion quand il écrivait : « Mais quand il serait vrai que les sels des eaux passent avec elles dans le sang, il faudrait toujours convenir que les effets qu'elles produisent ne peuvent pas appartenir à ces sels marins, de Glauber, ou terreux qu'elles contiennent; car la quantité en est si petite, particulièrement dans nos eaux, qu'une boisson de quatre jours n'en fournit pas autant qu'on en prend dans un seul repas. Il faut donc reconnaître dans nos eaux thermales un esprit ou un gaz (quelle chose que ce soit), lequel réveille les organes et se mêle au sang, non en suivant les routes longues et tortueuses de la circulation, mais en passant au travers des pores des parties, etc. »

« Quoi qu'il en soit, après quelques jours d'excitation des phénomènes physiologiques ou morbides surgissent : provocation de sueur, éruptions érythémateuses ou érythémato-papuleuses, productions hémorrhoïdaires, urines uratiques, abcès du tissu cellulaire, etc..... autrefois avec Bordeu, on les considérait comme des crises.....

« .... Après un certain temps d'usage des eaux, il peut se développer en dehors de tout phénomène d'excitation, une fièvre véritable qui porte le nom de fièvre thermale et qui peut présenter deux formes : une forme saburrale (embarras gastrique) avec ou sans fièvre, une forme inflammatoire avec phénomènes de congestion. La suspension du traitement, l'emploi des vomitifs et purgatifs, etc., résout cette complication. »

Le Dr Sénac-Lagrange reconnaît donc, après beaucoup d'autres, les propriétés excitantes des eaux sulfureuses (1). Quelques auteurs cependant, Gerdy, Lambron, Armieux entre autres, admettent, au contraire, que les eaux sulfureuses sont hyposthénisantes, que la plupart du temps elles abaissent le nombre des pulsations artérielles et la température du corps.

---

(1) Le Dr Sénac-Lagrange a pris sa propre température avant de se soumettre à l'action des douches écossaises à Cauterets, il l'a prise pendant la douche et après.

Comme j'étudie l'action des eaux sulfureuses en boisson (et pas de toutes les eaux sulfureuses, celle des Eaux-Bonnes seulement), je crois inutile de mentionner ici les résultats auxquels il est arrivé. On les trouvera consignés dans le travail dont j'ai cité des passages.

Avant d'aller aux Eaux-Bonnes j'ai voulu savoir à quoi m'en tenir sur leur action physiologique. Comme je l'ai dit au commencement de ma thèse : après l'administration des Eaux-Bonnes à l'intérieur y a t-il élévation ou abaissement de la température? Le thermomètre reste-t-il stationnaire?

J'ai cru qu'il était bon pour essayer de résoudre cette question d'instituer des expériences.

J'ai donné de l'eau de Bonnes : 1° à des malades et 2° à des chiens. Les malades ont pris l'eau pure; pour la faire prendre aux chiens j'ai été obligé d'y ajouter du lait.

Dans l'un et l'autre cas, l'eau a été portée (au bain marie) à la température de 32°, 33° environ, température de l'eau de la source vieille aux Eaux-Bonnes.

Voici le compte-rendu de ces expériences.

1° *Observations de malades.*

OBSERVATION I.

(Communiquée par mon collègue et ami E. Affre, interne des hôpitaux).

X... (François-Marie), âgé de 45 ans, monteur en cuivre, jouit habituellement d'une bonne santé.

Il n'a jamais fait de maladie grave ; mais il reconnaît qu'il commet assez souvent des excès alcooliques. Le 20 avril 1876, il se décide, poussé par la misère et le manque de travail, à entrer dans une fabrique de minium. Il travaillait au four et au lavage. Pendant deux mois il n'a pas eu d'accidents.

Le 19 juin. Il a ressenti des douleurs vagues dans les bras et dans les jambes. Il n'a d'ailleurs jamais eu de coliques.

Le 22 juin 1876. Le malade entre à l'hôpital de la Charité, dans le service de M. le Dr Woillez (salle Saint-Félix, lit n° 23).

22 juin. Le malade paraît, au premier abord, d'une constitution vigoureuse; il a les épaules larges et les muscles développés. Ce-

pendant, son teint d'un blanc jaunâtre, un peu terreux, révèle l'existence d'une caçhexie. La respiration est normale.

En auscultant le cœur on entend un bruit de souffle doux au premier temps et à la base. Liseré gingival. Pas de douleurs abdominales. Selles normales.

Le 23 juin. Le malade se plaint de douleurs vagues dans les membres. Bain sulfureux. 4 portions.

Le 26 juin, s. :   T. A. 37,4 — P. 64 — R. 17.

Le 27 juin, m. : T. A. 37   — P. 64 — R. 16.

Le 27 juin, s. :   T. A. 37,5 — P. 66 — R. 17.

Le 27 juin. 1er jour d'expérience. Le malade a eu des douleurs abdominales toute la nuit. Constipation depuis deux jours. M. le docteur Woillez veut bien supprimer tout traitement, notamment les bains sulfureux, afin que rien ne puisse contrarier ou aider l'action des Eaux-Bonnes.

Ce matin, à sept heures, étant à jeun, le malade prend en deux fois un quart de bouteille d'Eaux-Bonnes.

Le 28 juin, m.: T. 37,6. — P. 60. — R. 20.

Le 28 juin, s.: T. 37,4. — P. 60. — R. 17.

Le 29 juin, 2e jour. 1/2 bouteille d'Eaux-Bonnes.

M. : T. 37. — P. 80. — R. 18.

S. : T. 38. — P. 63. — R. 18.

Les douleurs et la constipation continuent. Lavement avec 60 grammes de miel de mercuriale, cataplasme sur le ventre. Une selle peu abondante.

Le 30 juin, 3e jour. 1/2 bouteille d'Eaux-Bonnes.

M. : T. 37,6. — P. 70. — R. 21.

S. : T. 38,1. — P. 72. — R. 17.

Les douleurs persistant, et le malade n'ayant été que fort peu à la selle, on lui donne deux verres d'eau de Sedlitz. Grâce à cette légère purgation, le malade va à la garde-robe deux fois dans la journée, par conséquent avant qu'on lui prenne sa température du soir, il se plaint d'un peu de céphalalgie.

Le 1er juillet, 4e jour. 3/4 de bouteille d'Eaux-bonnes.

M. : T. 37,6. — P. 69. — R. 17.

S. : T. 37,9. — P. 76. — R. 18.

La céphalalgie a été assez intense toute la nuit. Le malade a été très-agité et a peu dormi.

Quoique le malade ne soit pas oppressé, on entend dans ses poumons quelques râles sonores.

Le 2 juillet, 5e jour. 3/4 de bouteille d'Eaux-Bonnes.

        M.: T. 37,5. — P. 70. — R. 17.

        S.: T. 37,9. — P. 66. — R. 19.

Le malade ne ressent plus ni coliques, ni céphalalgie ; on n'entend plus aucun râle dans la poitrine.

Le 3 juillet, 6e jour. 1 bouteille d'Eaux-Bonnes.

        M.: T. 37,4. — P. 60. — R. 17.

        S.: T. 37,5. — P. 64. — R. 16.

Le mal de tête reparaît.

Le 4 juillet. 7e jour. 1 bouteille d'Eaux-Bonnes.

        M.: T. 37,5. — P. 60. — R. 16.

        S.: T. 37,4. — P. 68. — R. 17.

La céphalalgie persiste ; elle disparaît quelquefois pendant plusieurs heures, pour reparaître ensuite.

Le 5 juilltet, 8e jour. 1 bouteille 1/4 d'Eaux-Bonnes.

        M.: T. 37,2. — P. 60. — R. 18.

        S.: T. 37,7. — P. 72. — R. 20.

Les douleurs vagues des membres sont à peu près dissipées ; le malade trouve qu'il a repris des forces ; la céphalalgie s'atténue.

Le 6 juillet, 9e jour. 1 bouteille 1/2 d'Eaux-Bonnes.

        M.: T. 37,6. — P. 64. — R. 20.

        S.: T. 37,5. — P. 70. — R. 18.

Le 7 juillet, 10e jour. 2 bouteilles d'Eaux-Bonnes.

        M.: T. 37,4. — P. 70. — R. 18.

        S.: T. 37,6. — P. 70. — R. 18.

Le 8 juillet, 11e jour. 2 bouteilles d'Eaux-Bonnes.

        M.: T. 37,6. — P. 64. — R. 16.

        S.: T. 37,4. — P. 72. — R. 17.

Le 9 juillet, 12e jour. 2 bouteilles 1/4 d'Eaux-Bonnes.

        M.: T. 37,2. — P. 60.

        S.: T. 37,7. — P. 75. — R. 18.

Le 10 juillet, 13e jour. 2 bouteilles d'Eaux-Bonnes.

        M.: T. 37,5. — P. 66. — R. 16.

        S.: T. 37,6. — P. 66. — R. 18.

Le malade se trouvant tout à fait remis, demande à aller à Vincennes.

Le 11 juillet, 14e jour. 1 bouteille 1/2 d'Eaux-Bonnes.

        M.: T. — 37,2.

        S.: T. 37,8.

Le 12 juillet. Exeat.   *(Voir le tracé n° 1).*

On peut voir par ce tracé que les eaux de Bonnes ont déterminé chez ce malade une excitation marquée, un mouvement fébrile même.

Ce mouvement fébrile s'est dessiné le soir du deuxième jour de l'expérience, a atteint son fastigium le soir du troisième, et n'a cessé que le matin du sixième.

Je dois faire remarquer que le mouvement d'ascension du thermomètre a été précédé d'un mouvement de descente. Le soir du jour où le malade a pris pour la première fois un quart de bouteille d'Eaux-Bonnes, le thermomètre a marqué 2 dixièmes de moins que le matin. 37° 4 au lieu de 37° 6, et le matin du deuxième jour 37° seulement.

Cet abaissement de température est-il un effet de l'absorption de l'eau de Bonnes ? Ou bien se serait-il produit spontanément chez ce malade dont la température n'est pas normalement très-élevée ? Quant au nombre des pulsations artérielles il est resté sensiblement le même, comme celui des mouvements respiratoires. C'est au moment où le thermomètre marquait 38° environ que le malade s'est plaint de céphalalgie. C'est aussi à ce moment qu'on a entendu des râles dans sa poitrine. Donc dans ce cas..... *excitation*.

OBSERVATION II.

(Communiquée par E. Affre).

X... (Hippolyte-Auguste), peintre en bâtiments, âgé de 33 ans, entre le 22 juin 1876 à l'hôpital de la Charité (salle Saint-Félix, lit n° 19) dans le service de M. le Dr Woillez.

Je ne raconterai pas en détail l'histoire de ce malade, il suffit de savoir qu'il est entré à l'hôpital de la Charité dans un état de cachexie profonde due à l'intoxication par le plomb

Son teint est excessivement pâle, même terreux : rien aux poumons, rien au cœur. Appétit bon.

M. Woillez veut bien, comme pour le malade précédent, supprimer tout traitement, sauf l'électrisation des muscles extenseurs des avant-bras qui sont paralysés.

Le 27 juin. Jour qui précède l'administration des Eaux-Bonnes, on prend la température du malade, on compte le nombre des pulsations de la radiale et des mouvements respiratoires.

Le 27 juin, m. : T. A. 37.   — P. 68. — R. 16.

—   s. : T. A. 37,3. — P. 78. — R. 21.

Le 28 juin. Etant à jeun le malade prend à 7 heures du matin comme son camarade de salle (obs. 1), 1/4 de bouteille d'Eaux-Bonnes.

A 10 h. moins un quart du matin. T. 37,2. — P. 68. — R. 20.

A 5 heures du soir................ T. 37,6. — P. 68. — R. 20.

Le 29 juin, 2e jour. 1/2 bouteille d'Eaux-Bonnes.

M. : T. 37.   — P. 84. — R. 22.

S. : T. 37,3. — P. 78. — R. 20.

Dans la matinée le malade s'est plaint d'une légère céphalalgie qui est disparue le soir.

Le 30 juin, 3e jour. 1/2 bouteille.

M. : T. 36,8. — P. 64. — R. 18.

S. : T. 37.   — P. 76. — R. 20.

1er juillet, 4e jour. 3/4 de bouteille.

M. : 36,8. — P. 60. — R. 18.

S. : 37,5. — P. 84. — R. 24.

Le malade se plaint de nouveau d'un peu de céphalalgie qui s'atténue par moments, mais ne disparaît jamais tout à fait.

Le 2 juillet, 5e jour. 3/4 de bouteille.

M. : T. 37.   — P. 60. — R. 18.

S. : T. 37,4. — P. 68. — R. 22.

Le 3 juillet, 6e jour. 1 bouteille.

M. : T. 37,1. — P. 60. — R. 24.

S. : T. 37,6. — P. 80. — R. 24.

Le 4 juillet, 7e jour. 1 bouteille.

M. : T. 37.   — P. 64. — R. 20.

S. : T. 37,2. — P. 80. — R. 22.

Le 5 juillet, 8e jour. 1 bouteille 1/4.

M. : T. 37.   — P. 66. — R. 20.

S. : T. 37,2. — P. 70. — R. 24.

Le 6 juillet, 9e jour. 1 bouteille 1/2.

        M. : T. 37,5.

        S. : T. 37,6. — P. 84. — R. 26.

Le 7 juillet, 10e jour. 2 bouteilles.

        M. : T. 37,4. — P. 68. — R. 22.

        S. : T. 37,6. — P. 76. — R. 26.

Le 8 juillet, 11e jour. 2 bouteilles.

        M. : T. 37,4. — P. 70. — R. 24.

        S. : T. 37,4. — P. 76. — R. 28.

Le 9 juillet, 12e jour. 2 bouteilles 1/4.

        M. : T. 37,2. — P. 82. —

        S. : T. 37,3. — P. 78. — R. 22.

Le 10 juillet, 13e jour. 2 bouteilles.

        M. : T. 37.   — P. 68. — R. 26.

        S. : T. 37,4. — P. 76. — R. 26.

La céphalalgie a persisté, mais elle est moins intense et moins continue ; le malade accuse une sensation de constriction à la base de la poitrine, il est gêné pour respirer. Cependant le murmure vésiculaire est normal.

Le 11 juillet, 14e jour. 1 1/2 bouteille.

        M. : T. 37.   — P. 60. — R. 26.

        S. : T. 37,4. — P. 68. — R. 26.

Le 12 juillet, 15e jour. 1 1/2 bouteille.

        M. : T. 37.   — P. 60. — R. 24.

        S. : T. 37,2. — P. 68. — R. 26.

Le malade se plaint d'une douleur assez vive à la base de la poitrine du côté droit. Rien à l'auscultation. Sinapismes.

Le 13 juillet, 16e jour. 1 bouteille.

        M. : T. 37.   — P. 68. — R. 24.

        S. : T. 37,6. — P. 76. — R. 26.

La douleur est plus vive que hier, le malade se plaint de ne pas respirer librement. La pression au niveau du flanc droit et de la région lombaire du même côté est douloureuse. Lorsque le malade veut s'asseoir dans son lit, il est obligé de ne fléchir qu'un seul côté du tronc, le côté sain. — Quinze ventouses sèches.

Le 14 juillet, 17e jour. 1/2 bouteille.

        M. : T. 37,8. — P. 80. — R. 26.

        S. : T. 38,3. — P. 88. — R. 30.

La douleur est extrêmement vive. Le malade est pelotonné sur lui-même, fléchissant fortement les cuisses sur l'abdomen. Il souffre, dit-il, de coliques ; cependant la douleur la plus vive est toujours au niveau de la région lombaire droite. Les selles sont restées régulières et normales. Rien à l'auscultation.

Six ventouses scariliées sur les reins, suivies de l'application d'un cataplasme; le soir le malade se trouve très-soulagé.

Le 15 juillet, 18° jour. 1/2 bouteille.

S. : T. 37,9. — P. 70.

Le malade n'éprouve plus qu'une douleur légère dans les reins.

Le 16 juillet, 19° jour.

Ce jour-là je ne fais plus prendre d'Eaux-Bonnes au malade. Je continue cependant à prendre le pouls et la température. Le nombre des respirations n'a pas été compté.

M. : T. 37,1. — P. 64.
S. : T. 37,6. — P. 72.

Le 17 juillet, 20e jour.

M. : T. 37,2. — P. 72.
S. : T. 37,5. — P. 76.

Le 18 juillet, 21e jour.

M. : T. 37,2. - P. 72.
S. : T. 37,4. — P. 84.

Le 19 juillet, 22° jour.

M. : T. 37,4. — P. 92.
S. : T. 37,6. — P. 88.

Le 20 juillet, 23° jour.

M. : T. 37. — P. 84.
S. : T. 37,2. — P. 72.

Le 21 juillet, 24e jour.

M. : T. 37,2. — P. 72.
S. : T. 37,6. — P. 76.

Je termine ici l'observation.

Chez ce malade l'eau de Bonnes paraît n'avoir exercé *aucune action* appréciable.

Les oscillations du thermomètre ne sont ni assez marquées, ni d'assez longue durée, pour qu'on en puisse tirer un enseignement quelconque. Je n'attribue pas en effet le mouvement fébrile noté le seizième, le dix-sep-tième et le dix-huitième jour de l'expérience, à l'action des Eaux-Bonnes. Le malade est resté couché dans son lit, sans couverture, près d'une croisée ouverte, et le froid du matin lui a donné un simple lumbago. Telle est l'origine de ce petit accès de fièvre.

Une chose doit cependant être remarquée : chez le malade de l'observation I, j'ai noté une élévation de température, les deuxième, troisième, quatrième et cinquième jours de l'expérience ; chez celui-ci, au contraire, le troisième et le matin du quatrième jour, il y a un abaissement léger. Est-ce un effet? N'est-ce qu'une coïncidence ?

Quant aux pouls et à la respiration ils sont restés stationnaires, variant légèrement dans un sens ou dans l'autre.

On peut donc dire que, dans ce deuxième cas, l'action physiologique des Eaux-Bonnes a *été nulle*.

OBSERVATION III.

Le 7 juin 1876 est entrée dans le service de M. le Dr Bourdon, à l'hôpital de la Charité, salle Saint-Julie, lit n° 11, la nommée X... (Angélique), née à Paris, âgée de 23 ans.

La malade est assez misérable et est obligée de supporter beaucoup de privations. Sa mère vit encore, son père est mort il y a deux ans, à l'âge de 55 ans, d'une affection de l'estomac (?).

Réglée à 13 ans pour la première fois, règles normales. La santé de la malade a été bonne jusque vers la fin de 1870, c'est-à-dire jusqu'à l'époque du siége de Paris. Alors elle a commencé à décliner; puis la commune est arrivée, et c'est au moment où celle-ci prenait fin que la malade est devenue enceinte pour la première fois. La grossesse a été assez bonne. La malade ne parle que de l'état de faiblesse dans lequel elle se trouvait à ce moment, en outre elle a eu de la leucorrhée, et elle a toussé un peu. Elle est accouchée, dit-elle, avant terme après sept mois, sept mois et demi de gestation. L'enfant vit encore et est très-bien portant, il est cependant très-petit pour son âge.

La malade s'est assez bien relevée après son accouchement; la toux et la leucorrhée ont cessé.

Devenue enceinte de nouveau en octobre 1873, elle accouche avant terme en avril 1874.

Le premier avril 1875, la malade n'a pas encore eu son retour de couches. Elle entre à cette époque dans le service de M. le Dr Woillez à l'hôpital de la Charité. M. Woillez diagnostique : anémie, et après cinq semaines de traitement envoie la malade au Vésinet. Elle y reste également cinq semaines.

Un mois après être sortie du Vésinet elle voit ses règles reparaître; elles viennent également le mois suivant, puis plus rien.

La malade s'enrhume avec facilité depuis dix-huit mois. Elle tousse surtout depuis un mois, et c'est pour se débarrasser de cette bronchite que, le 7 juin 1876, elle entre à la Charité dans le service de M. le Dr Bourdon.

La pâleur du visage, la décoloration des lèvres et des conjonctives montrent que la malade est profondément anémique. Elle transpire beaucoup, surtout la nuit, et se plaint d'être toujours glacée.

Au cou je note la présence de quelques ganglions; dans son enfance la malade a eu de l'impétigo du cuir chevelu.

J'examine la poitrine et je trouve :

Percussion. — La résonnance du sommet gauche en avant et en arrière est normale, ainsi que l'élasticité.

Cependant la malade accuse une légère douleur, quoique je percute fort doucement.

Le sommet droit, en avant et en arrière, n'a plus sa sonorité et son élasticité normales, mais la matité est loin d'être absolue, ainsi que la résistance.

La percussion n'éveille aucune douleur à ce niveau.

Auscultation. — Au sommet gauche, en avant et en arrière, la respiration est rude, parfois saccadée; l'expiration est prolongée et un peu soufflante. On entend quelques craquements dans les grandes inspirations. Au sommet droit mêmes signes. Rien au cœur,

8 juin, soir.   T. V. 37,6. — P. 72. — R. 20.
9 juin.

    M. : T. V. 37,3. — P. 68. — R. 20.
    S. : T.   37.   — P. 68. — R. 29.

27 juin. La malade devant commencer à prendre les Eaux-

Bonnes demain, je l'ausculte de nouveau. Les signes sont les mêmes que ceux notés précédemment, mais ils sont moins marqués.

Mercredi, 28 juin, 1er jour d'expérience. A 8 heures du matin, étant à jeun, la malade boit la moitié d'un quart de bouteille d'Eaux-Bonnes.

A 10 h. du matin : T. 37,5. — P. 80. — R. 18.
           Soir : T. 37,3.

Jeudi, 29 juin, 2e jour. 1/4 de bouteille.
    M. : T. 37,3. — P. 100.
    S. : T. 37,3. — P. 112. — R. 24.

Vendredi, 30, 3e jour. 1/4 de bouteille.
    M. : T. 37,2 — P. 108. — R. 24.
    S. : T. 37,0 — P. 100. — R. 28.

Samedi, 1er juillet, 4e jour. 1/2 bouteille.
    M. : T. 37,2. — P. 96. — R. 24.
    S. : T. 36,8. — P. 108. — R. 32.

Dimanche, 2 juillet, 5e jour. 3/4 de bouteille.
    M. : T. 37. — P. 104. — R. 20.
    S. : T. 37,2. — P. 112. — R. 32.

Lundi, 3 juillet, 6e jour. 1/2 bouteille.
    M. : T. » — P. 88. — R. 20.
    S. : T. 37,1. — P. 120. — R. 28.

Mardi, 4 juillet, 7e jour. 3/4 de bouteille.
    M. : T. 37,1. — P. 112. — R. 24.
    S. : T. 37,1. — P. 112. — R. 24.

Mercredi, 5 juillet, 8e jour. 1 bouteille.
    M. : T. 37,1. — P. 80. — R. 20.
    S. : T. 37,1. — P. 100. — R. 32.

Jeudi, 6 juillet, 9e jour. 1 bouteille.
    M. : T. 37. — P. 100. — R. 28.
    S. : T. 37,1. — P. 104. — R. 26.

Vendredi, 7 juillet, 10e jour. 1 bouteille.
    M. : T. 37,4. — P. 112. — R. 28.
    S. : T. 37,4. — P. 104. — R. 28.

Samedi, 8 juillet, 11e jour. 1 bouteille. 1/4
    M. : T. 37,3. — P. 108. — R. 20.
    S. : T. 37,5. — P. 100. — R. 28.

Dimanche, 9 juillet, 12e jour. 1 bouteille 1/2.
    M. : T. 37,6. — P. 104. — R. 26.
    S. : T. 37,6. — P. 104. — R. 22.

Lundi, 10 juillet, 13ᵉ jour. 1 bouteille.

        M.: T. 37,4. — P. 100. — R. 28.

        S. : T. 37,4. — P. 104. — R. 32.

Mardi, 11 juillet, 14ᵉ jour. 1 bouteille.

        M. : T. 37,1. — P. 88. — R. 20.

        S. : T. 37,0. — P. 88. — R. 32.

Mercredi, 12 juillet, 15ᵉ jour. 1 bouteille.

        M.: T. 36,9. — P. 92. — R. 20.

        S. : T. 36,8. — P. 96. — R. 24.

Jeudi, 13 juillet, 16ᵒ jour. Plus d'Eaux-Bonnes.

        M.: T. 36,9. — P. 84. — R. 28.

        S. : T. 36,8. — P. 96. — R. 28.

Vendredi, 14 juillet, 17ᵉ jour. Pas d'Eaux-Bonnes.

        M.: T. 37. — P. 100. — R. 24.

        S. : T. 37. — P. 96. — R. 28.

Le samedi 15 juillet, la malade quitte l'hôpital sur sa demande ; elle se trouve bien et veut reprendre son travail.

Les signes de percussion et d'auscultation des poumons n'ont pas varié.

Les règles de la malade ne sont pas revenues. Mais son teint est moins pâle ; ses lèvres et ses conjonctives sont plus rouges ; elle a manifestement engraissé. Son appétit a toujours été excellent. L'eau de Bonnes ne l'a ni augmenté (ce qui était difficile du reste), ni diminué.

Mes conclusions relativement à l'action physiologique des Eaux-Bonnes, dans ce cas, sont les mêmes que dans le cas précédent ; elles n'ont pas déterminé de *véritable excitation*, elles n'ont pas non plus *notablement déprimé* la malade.

Le malade qui fait le sujet de l'observation nᵒ 2 a eu à un moment de la céphalalgie imputable, je crois à l'action des eaux de Bonnes ; Angélique X n'a jamais rien accusé de semblable.

Notons pourtant l'ascension thermométrique légère observée du dixième au treizième jour de l'expérience, et

au contraire, l'abaissement survenu dès le premier jour,
mais surtout le troisième et le quatrième jour, comme
chez le n° 19 de la salle Saint-Félix.

2° *Expériences sur des chiens.*

Ces expériences ont été faites dans le laboratoire de
M. Vulpian, doyen de la Faculté de médecine de Paris,
professeur de pathologie expérimentale, que je prie de
vouloir bien recevoir ici l'expression de ma reconnais-
sance.

PREMIÈRE EXPÉRIENCE.

Chien bâtard, de trois ans environ. Poids 6 kilos et demi. C'est
le dixième du poids moyen de l'homme.

Le chien est arrivé de la fourrière le 16 juin ; je prends sa température rectale le 18 juin, à quatre heures du soir. T. R. 38,6.

Le chien est mis en expérience le lundi 26 juin. Avant de lui
donner des eaux de Bonnes, j'ausculte avec soin sa poitrine : le
murmure vésiculaire est normal ; je n'entends aucun râle ronflant,
sibilant, ou sous-crépitant.

26 juin, 1er jour.

    A 9 heures du matin :   T. R. 38,8.

Je donne 20 centimètres cubes d'Eaux-Bonnes, le chien boit avec
plaisir.

26 juin, 5 heures 20 du soir: T. R. 39,5.

Mardi, 27 juin, 2e jour.

    A 8 heures du matin :   T. R. 39.

Donné 50 cc. d'Eaux-Bonnes.

Mercredi, 28 juin, 3e jour.

    A 9 h. moins 1/4 du m.: T. R. 39,1.

Le murmure vésiculaire est toujours normal ; le chien paraît un
peu fatigué. Il prend 90 cc. d'Eaux-Bonnes.

    A 4 heures et demie du soir :   T. R. 39,2.

Jeudi, 29 juin, 4e jour.

    A 8 h. 1/2 du matin: T. R. 39,1.

Le chien prend 150 cc. d'Eaux-Bonnes.

A 4 h. 1/2 du soir :　　　　　　T. R. 39.6.

Vendredi, 30 juin, 5ᵉ jour. 150 cc. d'Eaux-Bonnes.

A 9 h. moins 20 m du matin. : T. R. 39,7.

Le chien est plus fatigué. Les jours précédents, lorsqu'on vou-
lait le saisir pour le conduire du chenil au laboratoire, le chien
fuyait et il fallait courir après lui. Aujourd'hui, il reste couché, et
se laisse prendre sans difficulté.

A 5 h. 1/4 du soir :　　　　　　T. R. 40.

Samedi, 1ᵉʳ juillet, 6ᵉ jour.

　　A 8 h. 1/2 du matin :　　T. R. 39,9.

Donné 200 cc. d'Eaux-Bonnes.

Le chien boit, mais sans se presser. J'ai pourtant ajouté à l'eau
de Bonnes une grande quantité de lait.

A 5 h. du soir :　　　　　　T. R. 40.

Le chien est aussi fatigué qu'hier.

En auscultant la poitrine, j'entends quelques râles sonores dis-
séminés et fugaces.

Dimanche, 2 juillet, 7ᵉ jour.

　　A 8 h. 35 minutes :　　T. R. 40,1.

Quoique la température soit toujours élevée, le chien paraît
moins fatigué que hier ; il boit bien et avec plaisir le mélange de
lait et d'eaux de Bonnes. Les poumons sont, comme hier, un peu
congestionnés. J'entends en effet, par moments, des râles sibilants
et sous-crépitants.

Administré 200 cc. d'Eaux-Bonnes.

　　A 4 h. 1/2 du soir :　　T. R. 39,3.

Lundi, 3 juillet, 8ₑ jour.

　　A 8 h. 1/2 du matin :　　T. R. 39.

Le murmure vésiculaire est redevenu normal, et le chien paraît
être revenu à la santé.

Donné 200 cc. d'Eaux-Bonnes.

　　A 5 h. moins 1/4 du s. : T. R. 38,8.

Mardi, 4 juillet, 9ᵉ jour.

　　A 9 h. du matin :　　T. R. 39,2.

Donné 250 cc. d'Eaux-Bonnes.

　　A 5 h. 1/4 du soir :　　T. R. 39.3.

Mercredi, 5 juillet, 10ᵉ jour. Le chien se porte très-bien, et boit
avec plaisir, avec voracité même, le mélange de lait et d'Eaux-
Bonnes.

A 9 h. 1/4 du matin: T. R. 39,1.
Donné 300 cc. d'Eaux-Bonnes.
A 4 h. 1/2 du soir; T. R. 39,3.
Jeudi, 6 juillet, 11ᵉ jour.
A 8 h. 45 du matin : T. R. 39.
Le chien prend 300 cc. d'Eaux-Bonnes.
A 5 h. du soir : T. R. 38,7.
Vendredi, 7 juillet, 12ᵉ jour.
A 9 h. du matin : T. R. 38,9.
Donné 300 cc. d'Eaux-Bonnes.
A 4 h. 1/2 du soir.: T. R. 39,5.
Samedi, 8 juillet, 13ᵉ jour.
A 9 h. 1/4 du matin : T. R. 39.
Donné 350 cc. d'Eaux-Bonnes.
A 4 h. 1/2 du soir ; T. R. 39,1.
Dimanche, 9 juillet, 14ᵉ jour.
A 9 h. 1/4 du matin : T. R. 39.
Donné 350 cc. d'Eaux-Bonnes.
A 4 h. 1/2 du soir : T. R. 39,1.
Lundi, 10 juillet, 15ᵉ jour. Le chien a eu dans la journée d'hier
un peu de diarrhée. Je note en outre de petites plaies au côté droit
du cou et sur les deux fesses. Malgré cela le chien paraît se bien
porter.
A 9 h. moins 1/4 du matin : T. R. 39,2.
Donné 300 cc. d'Eaux-Bonnes.
A 5 h. du soir : T. R. 39,2.
Mardi, 11 juillet, 16ᵉ jour.
A 9 h. moins 1/4 du m.: T. R. 39,2.
Donné 300 cc. d'Eaux-Bonnes.
A 4 h. 1/2 du soir : T. R. 38,9

(Voir le tracé n° 2).

Pendant que l'on prenait la température d'autres chiens, celui-ci,
avant que l'on prenne la sienne, trouve une pâtée destinée à d'autres animaux, et renfermant, outre du pain et de la viande, des
graines moulues de gesse (plante de la famille des légumineuses),
il en mange une grande quantité.

Reconduit au chenil, il va et vient au milieu des autres chiens
et ne présente aucun signe pouvant faire croire qu'il est malade.

Cependant, lorsque le mercredi matin 12 juillet, je vais le chercher pour prendre sa température et lui donner la dose d'Eaux-
Bonnes, je le trouve mort.

L'autopsie est pratiquée immédiatement.

Les poumons et les reins sont un peu congestionnés, les intes-
tins renferment une petite quantité de matières fécales, au milieu
desquelles on distingue quelques morceaux de graines de gesse.

Quant à l'estomac, il est distendu outre mesure par le mélange
de graines et d'aliments dont j'ai parlé plus haut. Il y en a plus
d'un litre. Le cerveau n'a pas été examiné.

Le chien est évidemment mort d'indigestion.

Le sixième et le septième jour de l'expérience, alors que le thermomètre marquait 40 et 40,1 (la plus haute température notée), le
chien a eu un peu de congestion pulmonaire se traduisant par
l'existence dans les poumons de quelques râles sonores et sous-
crépitants. Ces signes se sont développés évidemment sous l'influence des Eaux-Bonnes qui ont produit, on se le rappelle, les
mêmes effets sur le malade couché au lit n° 23 de la salle St-Félix
(1re observation de malades). Ils n'ont duré que deux jours.

Ce n'est donc pas à l'action des Eaux-Bonnes que je crois devoir
attribuer la légère congestion pulmonaire et rénale notée dans
cette autopsie, mais à l'indigestion.

Ascension thermométrique légère le premier jour de
l'administration des Eaux-Bonnes données en petite
quantité (20 centimètres cubes, cette quantité correspond à 200 grammes (un verre environ) donnés à un
homme de poids moyen); puis retour à l'état normal le
deuxième et le troisième jour; le quatrième jour le thermomètre remonte, il monte encore le cinquième, le
sixième et le matin du septième jour p uis il retombe
brusquement de 40°1 à 39°3, du matin au soir ; descend
encore le neuvième jour, tombe au-dessous de 39°,
mais se relève le soir du douzième jour, à partir de ce

moment jusqu'à la mort du chien, la température reste à peu près constante.

Les eaux de Bonnes ont donc été dans ce cas *nettement excitantes*, et c'est du quatrième au septième jour que s'est manifestée l'excitation la plus vive puisqu'à ce moment le thermomètre a marqué 40° et même 40°1, et qu'en même temps on entendait des râles dans les poumons.

DEUXIÈME EXPÉRIENCE.

Chien de berger, âgé de 4 ans environ. Poids, 11 kilos : c'est presque le sixième du poids moyen de l'homme.

Le chien est arrivé de la fourrière le 16 juin. Je prends sa température rectale le 18 juin, à 4 heures du soir : T. R. 38,8. Les bruits du cœur sont normaux, mais irréguliers. Rien dans les poumons.

Lundi, 26 juin, 1er jour. — Avant de donner au chien l'Eau-de-Bonnes, je l'ausculte de nouveau et ne trouve rien, soit au cœur, soit aux poumons, puis je prends sa température rectale, à 9 heures du matin : T. R. 38,8,

et je donne dans du lait 20 centimètres cubes d'Eaux-Bonnes.

A 4 heures 1/2 du soir : T. R. 39,6.

Mardi, 27 juin, 2e jour.

A 8 heures du matin : T. R. 39,1.

Donné 50 cc. d'Eaux-Bonnes.

Mercredi, 28 juin, 3e jour.

A 8 h. 1/2 du matin : T. R. 39,1.

Le chien prend 100 cc. d'Eaux-Bonnes.

A 4 h. 1/2 du soir : T. R. 39,3.

Jeudi, 29 juin, 4e jour.

A 8 h. 1/2 du matin : T. R. 39,1.

150 cc. d'Eaux-Bonnes.

A 4 h. 1/2 du soir : T. R. 39,6.

Vendredi, 30 juin, 5e jour.

A 8 heures du matin : T. R. 39,3.

Donné 150 cc. d'Eaux-Bonnes.

A 5 heures du soir : T. R. 39,5.

Samedi, 1er juillet, 6° jour.

    A 8 h. 35 du matin :   T. R. 39,7.

Le chien boit 200 cc. d'Eaux-Bonnes.

    A 5 heures du soir :   T. R. 39,5.

Dimanche, 2 juillet, 7e jour.

    A 9 heures du matin :   T. R. 39,5.

Donné 200 cc. d'Eaux-Bonnes.

    A 4 h. 1/2 du soir :   T. R. 39,5.

Lundi, 3 juillet, 8e jour.

    A 8 h. 50 du matin :   T. R. 39,2.

Donné 150 cc. d'Eaux-Bonnes.

    A 5 h. 1/4 du soir :   T. R. 39,3.

Mardi, 4 juillet, 9e jour.

    A 9 h. du matin :   T. R. 39,3.

250 cc. d'Eaux-Bonnes.

    A 5 h. du soir :   T. R. 39,2.

Mercredi, 5 juillet, 10e jour.

    A 9 h. 1/2 du matin :   T. R. 39,6.

Ayant pris la température, je mets le chien à mort en sectionnant le bulbe, et j'ouvre l'animal pour en examiner les organes. Le cerveau, les poumons, le cœur, les reins, le foie, le tube digestif, sont examinés tour à tour. Je ne trouve qu'une quantité considérable de tænias dans l'intestin ; tous les viscères sont sains. Le chien n'avait, du reste, présenté aucun symptôme pouvant révéler l'existence d'une lésion, ni avant, ni pendant l'administration des Eaux-Bonnes.

Quelle a été l'action des Eaux-Bonnes sur ce chien ? *Excitante évidemment*.

Le soir même du jour où il a pris 20 centimètres cubes, sa température s'est élevée brusquement de 38°9 à 39°6, elle est retombée ensuite, mais jamais au-dessous de 39°. Elle n'est donc pas revenue au point de départ Puis, après être restée stationnaire, ou peut s'en faut, le deuxième et le troisième jour, elle s'est relevée le quatrième, a baissé légèrement le cinquième, et a atteint son maximum le matin du sixième jour (39°7).

Elle est restée a 39°5 le soir du sixième jour, le matin et le soir du septième, puis elle est retombée à 39°2 et 39°3 .

Le matin du dixième jour, le thermomètre a marqué 39°6. Cette température, plus élevée que de coutume était-elle le point de départ d'un nouveau mouvement fébrile ? n'était-ce qu'un simple accident ? je ne sais, il aurait fallu prendre encore pendant quelques jours la température du chien pour être fixé là-dessus. Or c'est le 10 au matin que le chien a été mis à mort.

TROISIÈME EXPÉRIENCE.

Chien bâtard, de 4 à 5 mois. Poids, 5 kilos : c'est le treizième du poids moyen de l'homme.

Mercredi, 28 juin. Le chien est bien portant. L'auscultation ne révèle aucune lésion du cœur ou du poumon.

A 8 h. 1/2 du matin : T. R. 39,1.

A 4 h. 1/2 du soir : T. R. 39,1.

Le chien n'a pas bu d'Eaux-Bonnes.

Jeudi, 29 juin, 1er jour d'expérience.

A 8 h. 1/2 du matin :   T. R. 39,1.

Donné au chien 20 centim. cubes d'Eaux-Bonnes.

A 4 h. 1/2 du soir :   T. R. 39,1.

Vendredi, 30 juin, 2e jour.

A 8 h. 45 du matin :   T. R. 39,5.

50 cc. d'Eaux-Bonnes.

A 5 h. 10 du soir :   T. R. 39,8.

Samedi, 1er juillet, 3e jour.

A 8 h. 40 du matin :   T. R. 39,8.

Donné 50 cc. d'Eaux-Bonnes.

A 4 h. 45 du soir :   T. R. 39,6.

Dimanche, 2 juillet, 4e jour.

A 8 h. 45 du matin :   T. R. 40,1.

Donné 70 cc. d'Eaux-Bonnes.

A 4 h. 1/2 du soir :   T. R. 39,5.

Lundi, 3 juillet, 5e jour.

      A 8 h. 45 du matin :   T. R. 39,5.

Donné 80 cc. d'Eaux-Bonnes.

      A 4 h. 1/2 du soir :   T. R. 39,5.

Mardi, 4 juillet, 6° jour.

      A 8 h. 45 du matin :   T. R. 39,7.

Donné 150 cc. d'Eaux-Bonnes.

      A 5 h. du soir :   T. R. 39,5.

Mercredi, 5 juillet, 7° jour.

      A 9 h. 10 du matin :   T. R. 39,7.

Donné 170 cc. d'Eaux-Bonnes.

      A 4 h. 1/2 du soir :   T. R. 39,7.

Jeudi, 6 juillet, 8e jour.

      A 8 h. 1/2 du matin :   T. R. 39,7.

Le chien prend 200 cc. d'Eaux-Bonnes.

      A 5 h. 10 du soir :   T. R. 39,5.

Vendredi, 7 juillet, 9e jour.

      A 8 h. 50 du matin :   T. R. 39,3.

Donné 200 cc. d'Eaux-Bonnes.

      A 5 heures du soir :   T. R. 39,5.

Samedi, 8 juillet, 10° jour.

      A 9 heures du matin :   T. R. 39,3.

200 cc. d'Eaux-Bonnes.

      A 4 h. 1/2 du soir :   T. R. 38,9.

Dimanche, 9 juillet, 11e jour.

      A 9 h. 1/2 du matin :   T. R. 39,2.

Donné 250 cc. d'Eaux-Bonnes.

      A 4 h. 1/2 du soir :   T. R. 39,3.

Lundi, 10 juillet, 12e jour.

      A 8 h. 45 :   T. R. 39,7.

La température ayant été prise, je sectionne le bulbe. Le chien meurt immédiatement, et je puis pratiquer son autopsie. Tous les gnares sont examinés avec soin ; je ne trouve aucune lésion.

Voir le tracé n° 3

Dans cette troisième observation comme dans les deux précédentes, les Eaux-Bonnes ont déterminé de *l'excitation*, pas le premier jour, mais le deuxième, le troisième et surtout le quatrième.

C'est le matin du quatrième jour que la température maximum (40°1) a été notée. Il y a donc entre la température du premier jour de l'expérience, et celle du matin du quatrième un degré de différence. C'est un léger mouvement de fièvre. La température ne s'est nettement abaissée qu'à partir du huitième jour, le soir du dixième jour je n'ai même noté que 38°9.

La température prise avant la mort du chien a été de 39°7. Je ferai à ce sujet la même remarque que précédemment : Est-ce un effet ? est-ce une coïncidence ?

QUATRIÈME EXPÉRIENCE.

Chien boule-dogue, âgé de 5 à 6 mois. Poids, 5 kilos environ : le treizième du poids moyen de l'homme.

Le chien est très-bien portant. Rien à l'auscultation des poumons et du cœur.

Jeudi, 29 juin, 1er jour d'expérience.

 A 8 h. 1/2 du matin : T. R. 39,3.

Donné 20 centimètres cubes d'Eaux-Bonnes.

 A 4 h. 1/2 du soir : T. R. 39.

Vendredi, 30 juin, 2° jour.

 A 8 h. 45 du matin : T. R. 39,1.

50 cc. d'Eaux-Bonnes.

 A 5 heures du soir : T. R. 39,5.

Samedi, 1er juillet, 3° jour.

 A 8 h. 40 du matin : T. R. 39,4.

50 cc. d'Eaux-Bonnes.

 A 4 h. 45 du soir : T. R. 39,4.

Dimanche, 2 juillet, 4° jour.

 A 8 h. 45 du matin : T. R. 39,4.

Donné 70 cc. d'Eaux-Bonnes.

 A 4 h. 25 du soir : T. R. 39,7.

Lundi, 3 juillet, 5° jour.

 A 9 h. m. 1/4 du matin : T. R. 39.

80 cc. d'Eaux-Bonnes.

 A 4 h. 1/2 du soir : T. R. 39,1.

Mardi, 4 juillet, 6ᵉ jour.

A 8 h. 45 du matin :   T. R. 39,3.

150 cc. d'Eaux-Bonnes.

A 5 heures du soir :   T. R. 39,4.

Mercredi, 5 juillet, 7ᵒ jour.

A 8 h. 45 du matin :   T. R. 39,3.

Je donne au chien 150 cc. d'Eaux-Bonnes; mais il n'en prend environ que 120 cc. Il ne paraît pas boire avec plaisir.

A 4 h. 1/2 du soir :   T. R. 39,3.

Jeudi, 6 juillet, 8ᵉ jour.

A 9 heures du matin :   T. R. 39,3.

J'ai donné au chien 200 centimètres cubes d'Eaux-Bonnes; mais, comme hier, il paraît fatigué et ne boit pas avec plaisir. Il ne prend environ que 180 centim. cubes, et laisse le reste dans son assiette.

A 5 heures du soir :   T. R. 39,5.

Vendredi, 7 juillet, 9ᵉ jour.

A 9 h. du matin :   T. R. 39.3.

Donné 180 cc. d'Eaux-Bonnes. Le chien boit toute la dose, mais il m'a fallu mêler l'eau de Bonnes avec une grande quantité de lait. Le chien paraît moins fatigué.

A 4 h. 45 du soir :   T. R. 39,7.

Samedi, 8 juillet, 10ᵉ jour.

A 9 h. 5 du matin :   T. R. 39,2.

Le chien est revenu à la santé, et boit avec plaisir les 200 cc. d'Eaux-Bonnes, mêlés au lait,

A 4 h. 1/2 du soir :   T. R. 39,3.

Dimanche, 9 juillet, 11ᵉ jour.

A 9 h. 1/4 du matin :   T. R. 38,9.

200 cc. d'Eaux-Bonnes.

A 4 h. 1/2 du soir :   T. R. 39,3.

Lundi, 10 juillet, 12ᵉ jour.

A 8 h. 45 du matin :   T. R. 39,2.

100 cc. d'Eaux-Bonnes.

A 5 h. 10 du soir :   T. R. 39,3.

Mardi, 11 juillet, 13ᵉ jour.

A 8 h. 50 du matin :   T. R. 39,3.

150 cc. d'Eaux-Bonnes.

A 4 h. 1/2 du soir :   T. R. 38,3.

Au moment où on prend sa température, le chien a un frisson violent, il tremble de tous ses membres. Cela tient à ce qu'il vient de manger une pâtée renfermant des graines pilées de gesse cultivée. En rentrant au chenil, il est pris de diarrhée très-abondante, c'est ce qui l'a sauvé.

Le chien qui fait le sujet de la première observation a mangé également de la pâtée, mais il est mort d'indigestion comme on peut le voir en lisant les détails de son autopsie.

Mercredi, 12 juillet, 14ᵉ jour.

A 8 h. 40 du matin :   T. R. 38,9.

150 cc. d'Eaux-Bonnes. Le chien les boit sans difficulté.

A 4 h. 50 du soir :   T. R. 39,5.

Jeudi, 13 juillet, 15ᵉ jour.

A 8 h. 1/2 du matin :   T. R. 39.

200 cc. d'Eaux-Bonnes.

A 4 h. 25 du soir :   T. R. 39,5.

Vendredi, 14 juillet, 16ᵉ jour.

A 8 h. 50 du matin :   T. R. 39,5.

200 cc. d'Eaux-Bonnes.

A 4 h. 35 du soir :   T. R. 39,7.

Samedi, 15 juillet, 17ᵉ jour.

A 8 h. 35 du matin :   T. R. 39,1.

200 cc. d'Eaux-Bonnes.

A 4 h. 40 du soir :   T. R. 39,4.

Dimanche 16 juillet, 18ᵉ jour.

A 8 h. 40 du matin :   T. R. 39,1.

150 cc. d'Eaux-Bonnes.

A 4 h. 45 du soir :   T. R. 39,6.

Lundi, 17 juillet, 19ᵉ jour.

A 8 h. 35 du matin :   T. R. 39,3.

100 cc. d'Eaux-Bonnes.

A 4 h. 50 du soir :   T. R. 39,4.

Mardi, 18 juillet, 20ᵉ jour.

A 8 h. 50 du matin :   T. R. 38,5.

A 4 h. 50 du soir :   39,3.

A partir de ce jour, le chien ne prend plus d'eau de Bonnes.

Mercredi, 19 juillet, 21ᵉ jour.

A 8 h. 20 du matin :   T. R. 39,1.

A 5 h. du soir :   T. R. 39,3.

Jeudi, 20 juillet, 22ᵉ jour.

A 8 h. 35 du matin :   T. R. 39,1.

A 4 h. 45 du soir :   T. R. 39,4.

Andral.   3

Vendredi, 21 juillet, 23ᵉ jour.

    A 8 h. 35 du matin :   T. R. 38,9.

    A 4 h. 1/2 du soir: T. R. 39,4.

Samedi, 22 juillet.

    A 8 h. du matin :   T. R. 38,9.

    A 4 h. du soir :   T. R. 39,7.

A dater de ce jour, je cesse de prendre la température du chien ; il se porte bien. Le cœur et les poumons sont sains, comme au premier jour. Il a un peu maigri ; mais le régime qu'il a suivi (je parle de la nourriture) n'était pas fait pour l'engraisser.

Le chien a été mis en expérience le lendemain de son arrivée au laboratoire. Ne connaissant pas sa température habituelle, je ne puis dire si le léger abaissement noté le soir du premier jour doit être attribué à l'action des Eaux-Bonnes. Je ferai cependant remarquer qu'un semblable abaissement a déjà été observé chez le nᵒ 11 de la salle Sainte-Julie.

Le soir du 4ᵉ jour, la colonne de mercure du thermomètre s'est élevée à 39°7, hauteur qui n'a jamais été dépassée dans le cours de cette expérience.

Quant à la chute d'un degré (de 39°3 à 38°3) observée le 11 juillet, on se l'explique parfaitement : le chien a été empoisonné par la pâtée qu'il a mangée quelques instants avant qu'on lui prenne sa température. Et si on se reporte au tracé nᵒ 2 on verra que le chien nᵒ 1 a eu aussi après l'ingestion de la même pâtée un abaissement de température, mais beaucoup moins considérable que celui noté ici, abaissement de trois dixièmes de degré seulement.

Les autres températures sont tellement variables et irrégulières que je ne puis me les expliquer.

Le chien n'a donc été réellement ni *déprimé* ni *excité*. Il m'a paru fatigué, mal en train, le 7ᵉ et le 8ᵉ jour de l'expérience, mais la température est justement ces deux jours là restée stationnaire. Elle s'est élevée un peu le 9ᵉ jour alors que le chien paraissait revenu à la santé.

CINQUIÈME EXPÉRIENCE.

Chien danois, âgé d'un an environ, poids 8 kilos 1/2. C'est le septième 1/2 environ du poids moyen de l'homme.

Mercredi, 5 juillet.

  A 9 h. du matin :   T. R. 40,9.

  A 4 h. 1/2 du soir :   T. R. 41,2.

Rien aux poumons, rien au cœur.

Jeudi, 6 juillet.

  A 8 h. 1/2 du matin :   T. R. 39,6.

  A 5 h. 15 du soir :   T. R. 39,6.

Vendredi, 7 juillet.

  A 8 h. 40 du matin :   T. R. 39,9.

  A 4 h. 1/2 du soir :   T. R. 39,9.

Samedi, 8 juillet.

  A 8 h. 45 du matin :   T. R. 39,8.

  A 4 h. 1/2 du soir :   T. R. 39,8.

Dimanche, 9 juillet, 1ᵉʳ jour de l'expérience.

  A 9 h. du matin :   T. R. 39,8.

75 cc. d'Eaux-Bonnes.

  A 4 h. 35 du soir :   T. R. 39,4.

Avant de donner l'eau de Bonnes au chien, je l'ai ausculté de nouveau, et comme le premier jour, je n'ai rien trouvé ni au cœur ni aux poumons.

Lundi, 10 juillet, 2ᵉ jour

  A 8 h. 45 du matin :   T. R. 39,5.

100 cc. d'Eaux-Bonnes.

  A 4 h. 55 du soir :   T. R. 39,8.

Mardi, 11 juillet, 3ᵉ jour.

  A 9 h. du matin :   T. R. 39,6.

150 cc. d'Eaux-Bonnes.

  A 4 h. 45 du soir :   T. R. 39,6.

Mercredi, 12 juillet, 4e jour.
    A 8 h. 50 du matin :   T. R. 39,8.
200 cc. d'Eaux-Bonnes.
    A 4 h. 40 du soir :   T. R. 40.

Jeudi, 13 juillet, 5e jour.
    A 8 h. 35 du matin :   T. R. 39,4.
200 cc. d'Eaux-Bonnes.
    A 5 h. du soir :   T. R. 40,2.

Vendredi, 14 juillet, 6e jour.
    A 8 h. 45 du matin   T. R. 39,8.
250 cc. d'Eaux-Bonnes.
    A 4 h. 40 du soir :   T. R. 40,5.
J'ausculte le chien et ne trouve rien aux poumons.

Samedi, 15 juillet, 7e jour.
    A 8 h. 45 du matin :   T. R. 40.
300 cc. d'Eaux-Bonnes.
    A 4 h. 1/2 du soir :   T. R. 41.

Dimanche, 16 juillet, 8e jour.
    A 8 h. 45 du matin :   T. R. 39,8.
300 cc. d'Eaux-Bonnes.
    A 4 h. 40 du soir :   T. R. 40,2.

Lundi, 17 juillet, 9e jour.
    A 8 h. 40 du m. :   T. R. 40,0.
350 cc. d'Eaux-Bonnes.
    A 4 h. 45 du soir .   T. R. 40,4.

Mardi, 18 juillet, 10e jour.
    A 9 h. m. 5 min. m. :   T. R. 39,8.
350 cc. d'Eaux-Bonnes.
    A 4 h. 45 du soir :   T. R. 40,6.

Mercredi, 19 juillet, 11e jour.
    A 8 h. 25 du matin :   T. R. 40,6.
250 cc. d'Eaux Bonnes.
    A 5 h. 5 du soir :   T. R. 40,7.

Malgré cette température élevée, le chien paraît se porter fort bien. Il est toujours en mouvement dans la cour où il est enfermé et joue avec ses compagnons de captivité. L'auscultation ne m'a jusqu'à ce jour révélé aucun signe de congestion de l'appareil respiratoire.

Jeudi, 20 juillet, 12ᵉ jour.

    A 8 h. 1/2 du matin :   T. R. 40,8.

250 cc. d'Eaux-Bonnes.

    A 5 heures du soir :   T. R. 41,2.

Vendredi, 21 juillet. 13ᵉ jour.

    A 8 h. 40 du matin :   T. R. 40,6.

    A 4 h. du soir :   T. R. 40,8.

A partir d'aujourd'hui je ne fais plus prendre au chien d'eau de Bonnes.

Samedi, 22 juillet, 14ᵉ jour.

    A 8 h. 40 du matin :   T. R. 40,8.

    A 4 h. du soir :   T. R. 41,0.

Le chien est toujours très-bien portant, quoiqu'il ait un peu maigri mais j'ai donné plus haut la raison de cet amaigrissement. L'auscultation ne révèle toujours rien, soit aux poumons, soit au cœur. A partir du 22 juillet, je cesse de prendre les températures.

(Voir le tracé nº 4).

Le lendemain de son arrivée de la fourrière, le chien avait 40,9 le matin, 41°2 le soir. Je le laisse reposer, et lorsqu'il paraît être revenu à son état normal, lorsque l'équilibre de sa température paraît être établi, c'est-à-dire après quatre jours de repos, il est mis en expérience.

Au lieu de ne lui donner que vingt centimètres cubes d'Eaux-Bonnes, comme aux autres chiens, je lui donne d'emblée une dose beaucoup plus forte : 75 centimètres cubes d'Eaux-Bonnes. (C'est comme si j'avais donné à un homme un demi-litre d'Eaux-Bonnes en une fois.)

Le soir du premier jour de l'expérience, le thermomètre baisse de 4 dixièmes ; mais le deuxième jour il remonte un peu, baisse de deux dixièmes le troisième jour (chute tout à fait insignifiante) pour arriver à 40° le soir du quatrième jour.

Le matin du 5ᵉ jour, il tombe à 39,4 comme le premier

jour de l'expérience, mais il remonte le soir même à 40°2, continue à monter le sixième jour, et arrive à 41° le soir du 7e jour. Du quatrième au septième jour de l'expérience la température s'élève donc tous les soirs, s'abaisse tous les matins, mais n'arrive jamais dans sa chute au même niveau que la veille.

Il suffit du reste de jeter les yeux sur le tracé n° 4 pour voir que la ligne qui réunit les points indicateurs des températures est une ligne brisée assez régulière.

Le matin du huitième jour, le thermomètre ne marque que 39°8, douze dizièmes de moins que la veille au soir, il oscille entre 39,8 et 40,4 (six dixièmes de différence) du matin du 8e jour au matin du 10e; il semble que la température du chien redevient normale. Mais, à partir du soir du dixième jour le thermomètre remonte régulièrement et parvient à 41°2 le soir du douzième jour de l'expérience, — 41°2, la température du chien lorsqu'il est arrivé au laboratoire.

Les deux derniers jours je n'ai pas donné d'Eaux-Bonnes à l'animal et cependant sa température est restée très-élevée. Mais, comme je l'ai dit dans le cours de l'observation, malgré cette température élevée, le chien s'est toujours bien porté.

Pour me résumer, je dirai que : l'effet général de l'eau de Bonnes chez ce chien a été un effet d'*excitation*. Il y a bien eu un léger abaissement de la température le soir du premier jour de l'expérience, mais qu'est cet abaissement en comparaison du mouvement d'ascension qui, commencé le quatrième jour, s'est continué jusqu'au soir du septième, partant de 39,8 pour arriver graduellement à 41.

Quant à la fièvre des derniers jours, est-ce *une fièvre de saturation?* Le chien a pris des doses considérables d'Eaux-Bonnes. Il en a pris jusqu'à 350 centimètres cubes en une fois le neuvième et le dixième jour, ce qui correspond à 2 litres et demi donnés à un homme. Aucun de mes 3 malades n'en a relativement bu une aussi grande quantité : 2 bouteilles un quart, telle est la dose maxima prise par eux, et 2 bouteilles un quart ne représentent que 1750 centimètres cubes d'Eaux-Bonnes.

SIXIÈME EXPÉRIENCE

Chien griffon âgé de deux ans environ. Poids, 10 kil. C'est le sixième et demi du poids moyen de l'homme.

Le chien est arrivé de la fourrière le 10 juillet. Il n'est au chenil de l'école pratique que depuis quelques instants lorsque je prends sa température.

Lundi, 10 juillet.

     A 5 h. du soir :   T. R. 40,1.

Rien aux poumons ni au cœur.

Mardi, 11 juillet.

     A 8 h. 45 du matin :   T. R. 39,6.

     A 4 h. 1/2 du soir :   T. R. 39,4.

Mercredi. 12 juillet, 1er jour d'expérience.

     A 9 h. m. un quart, m. : T. R. 39.4.

Le chien est mis en expérience et boit 100 cent. cubes d'Eaux-Bonnes (en multipliant par 6,5 on a la quantité équivalente qu'il faudrait donner à un homme : c'est 650 centimètres cubes, près des deux tiers d'un litre). Avant de lui donner l'eau de Bonnes j'ausculte le chien pour la deuxième fois et lui trouve le murmure vésiculaire absolument normal. Pas de râles ronflant, sibilant, ou sous-crépitant.

     A 4 h. 45 du soir :   T. R. 39,6.

Jeudi, 13 juillet, 2e jour.

     A 8 h. 40 du matin :   T. R. 39,2.

150 cc. d'Eaux-Bonnes.

     A 4 h. 35 du soir :   T. R. 39,6.

Vendredi, 14 juillet, 3ᵉ jour.
    A 9 h. du matin :   T. R. 39,3.
200 cc. d'Eaux-Bonnes.
    A 4 h. 45 du soir :   T. R. 39,6.
Samedi, 15 juillet, 4ᵉ jour.
    A 8 h. 40 du matin :   T. R. 39.
250 cc. d'Eaux-Bonnes.
    A 4 h. 35 du soir :   T. R. 39,2.
Dimanche, 16 juillet, 5ᵉ jour.
    A 8 h. 50 du matin :   T. R. 39,6.
250 cc. d'Eaux-Bonnes.
    A 4 h. 45 du soir :   T. R. 39,6.
Lundi, 17 juillet, 6ᵉ jour.
    A 8 h. 45 du matin :   T. R. 39,2.
300 cc. d'Eaux-Bonnes.
    A 4 h. 50 du soir :   T. R. 39,5.
Mardi, 18 juillet, 7ᵉ jour.
    A 9 h. du matin :   T. R, 39,2.
350 cc. d'Eaux-Bonnes.
    A 4 h. 40 du soir :   T. R. 39,4.
Mercredi, 19 juillet, 8ᵉ jour.
    A 8 h. 1/2 du matin :   T. R. 39,3.
250 cc. d'Eaux-Bonnes.
    A 5 h. 10 du soir :   T. R. 39,7.
Jeudi, 20 juillet, 9ᵉ jour.
    A 8 h. 40 du matin :   T. R. 39,4.
250 cc. d'Eaux-Bonnes.
    A 4 h. 50 du soir :   T. R. 39,4.
Vendredi, 21 juillet, 10ᵉ jour.
    A 8 h. 45 du matin :   T. R. 39,3.
    A 4 h. 40 du soir :   T. R. 39,4.
Je ne donne plus d'Eaux-Bonnes.
Samedi, 22 juillet, 11ᵉ jour.
    A 8 h. 45 du matin :   T. R. 39,5.
    A 4 h. du soir :   T. R. 39,3.
Fin de l'expérience.

Les eaux de Bonnes ne paraissent pas avoir eu grande action sur ce chien, soit pour élever, soit pour abaisser sa température. Elle a presque tous les jours oscillé entre 39°2 et 39°6 ; elle a atteint 39°7, maximum noté le soir du huitième jour de l'expérience.

Cependant, en examinant le relevé des températures, on peut voir que le quatrième jour le chien n'a eu que 39° le matin et 39°2 le soir. — C'est sa température la plus basse. — Et, ce qu'il y a de remarquable, c'est que cet abaissement de température le quatrième jour a été noté également, le matin chez le n° 19 de Saint-Félix, et matin et soir chez le n° 11 de Sainte-Julie, tandis que que, chez le n° 23 de Saint-Félix, et chez tous les autres chiens, le thermomètre s'est élevé où est resté élevé le matin du quatrième jour.

CONCLUSIONS.

J'ai commencé ma thèse en disant :

Les Eaux-Bonnes donnent-elles ou non de la fièvre ?

S'il y a de la fièvre à quel moment apparaît-elle ?

Est-elle forte ou légère ?

J'ai résumé les opinions des auteurs (au moins les plus récents), qui ont écrit sur ce sujet, et on a pu voir par ce résumé, que : si la plupart admettent que les Eaux-Bonnes donnent de la fièvre, il en est d'autres qui pensent, au contraire, que les Eaux-Bonnes, et les eaux sulfureuses en général, abaissent la température.

Les résultats auxquels je suis arrivé donnent un peu raison à tout le monde : à ceux qui disent que les eaux sulfureuses sont excitantes, et à ceux qui prétendent qu'au lieu d'exciter elles dépriment.

Cependant les *phénomènes d'excitation* me paraissent

s'être montrés plus souvent que les phénomènes oppo·
sés (6 fois sur 9).

Et ce qui m'a le plus frappé, c'est *l'époque assez fixe* de
l'apparition des signes soit d'excitation, soit de dépres-
sion.

Si on relit, en effet, les observations des malades et
des chiens, on voit que c'est vers le troisième ou le quatrième jour de l'expérience (6 observations : 1 de malade,
5 de chiens), que le thermomètre s'est élevé. Le *mouvement fébrile* a même duré trois à quatre jours, et a été
assez accentué chez le malade qui fait le sujet de la première observation, et chez les chiens n°s 1 et 5.

C'est aussi le quatrième jour que le thermomètre a
marqué la *température minima*. (3 observations : 2 de malades, 1 de chien.)

Mon travail ne jette donc qu'un bien faible jour sur
la question que j'ai entrepris d'étudier; mais les faits
sont toujours les faits, et peut-être pourra-t-on tirer
quelque profit de mes observations.

Je me propose, du reste, de reprendre ce sujet.

Au moment de faire imprimer ma thèse, je reçois de
M. le Dr Péry (de Bordeaux), des tracés de températures
prises à Luchon, avec le résumé des observations de 60
malades.

Je regrette, bien vivement. de ne pouvoir faire graver
aucun de ces tracés; je n'en ai pas le temps ; je ne puis
faire qu'une chose : ajouter à ma thèse le résumé des
observations de M. Péry ; j'espère qu'il voudra bien me
pardonner de traiter ainsi son intéressant travail, et je
le prie de recevoir les remercîments bien sincères d'un
confrère reconnaissant et dévoué.

Résumé des observations du docteur Péry.

AMBULANCE GIRONDINE DE LUCHON 60 MALADES ATTEINTS D'AFFECTIONS DIVERSES.

Le pouls s'est élevé chez 9 malades :

Au maximum de...   10 } proportion, 14,7 0/0.
Au minimum de....   4 }

Le pouls s'est abaissé chez 44 malades :

Au maximum de...   48 } proportion, 73,3 0/0.
Au minimum de...   4 }

Le pouls est resté stationnaire chez 7 malades.—Proportion : 11,4 p. 100.

La température s'est élevée chez 16 malades :

Au maximum de.. $1°$ } proportion, 26 0/0.
Au minimum de... $0°,1$ }

La température s'est abaissée chez 34 malades :

Au maximum de... $1°,6$ } proportion, 56 0/0.
Au minimun de.... $0°,1$ }

Elle est restée stationnaire chez 10 malades. — Proportion : 16 p. 100.

Il ressort de ce tableau, de la manière la plus évidente, que le pouls s'est abaissé sous l'influence des eaux sulfureuses dans la proportion de 73,3 p. 100, et que la température a baissé aussi dans la proportion de 56 p. 100.

Ces résultats viennent confirmer ceux obtenus par Gerdy, Lambron, Armieux, etc.

DEUXIÈME PARTIE

Action des Eaux de Bonnes sur le nombre des globules du sang.

Je n'ai pas seulement étudié l'action des Eaux-Bonnes sur la température du corps; j'ai également voulu rechercher si, sous leur influence, les globules du sang augmentent de nombre ou diminuent (1).

Pour cela, j'ai employé le procédé de numération des globules imaginé par M. le Dr Hayem, professeur agrégé à la Faculté de médecine de Paris.

Je crois inutile de décrire ici longuement ce procédé qui est des plus simples. Il suffit de savoir qu'on dilue une quantité déterminée de sang dans une quantité fixe de sérum artificiel. On fait un mélange bien homogène, et on compte, avec un microscope disposé d'avance pour cette opération, les globules contenus dans une quantité connue du mélange.

Puis, par une série de calculs, on arrive à connaître le nombre des globules de 1 millimètre cube de sang. Un homme bien portant doit avoir cinq millions de globules par millimètre cube de sang.

J'ai dû d'abord renoncer à compter les globules du sang des chiens. Leur sang est tellement plastique en cette saison, qu'à peine entré dans le tube capillaire

(1) Un travail analogue a été fait à Vichy par le Dr Z. Pupier. (De l'action des eaux de Vichy sur la composition du sang).

dont on se sert pour le recueillir, il se coagule, et il faut se fatiguer beaucoup, et dépenser énormément de temps pour nettoyer l'appareil.

Je n'ai donc examiné que le sang des trois malades dont j'ai transcrit plus haut l'observation, et qui, on se le rappelle, présentaient, à leur entrée à l'hôpital, les signes d'une anémie profonde.

La numération des globules a toujours été faite à la même heure :

De 9 heures et demie du matin à 11 heures pour le n° 11 de Sainte-Julie ;

De 2 heures et demie à 3 heures un quart du soir pour le n° 23 de Saint-Félix ;

De 3 heures un quart à 4 heures pour le n° 19 de Saint-Félix.

Pour avoir du sang, j'ai fait une petite piqûre à un des doigts de la main, et c'est le sang sorti, grâce à une légère pression, de cette piqûre, que j'ai examiné.

M. Hayem dit qu'on n'arrive à des résultats exacts et invariables que si on analyse le sang de la veine. — Je ne pouvais saigner mes malades.

I. — *Numération des globules du sang* du n° 11 de la salle Sainte-Julie.

26 juin 1876. La malade est à l'hôpital depuis une vingtaine de jours et n'a pas encore pris d'Eaux-Bonnes.

J'analyse deux gouttes de sang :

   Moyenne de la première analyse... 121

   Moyenne de la deuxième analyse.. 121

Il y a 3,766,125 globules par millimètre-cube de sang. 3,766,125 au lieu de 5,000,000 qu'on doit avoir à l'état normal.

27 juin. Deux gouttes de sang sont examinées :

Moyenne de la première numération..   112

—   deuxième   —   115

Moyenne des deux numérations......   113,5

En prenant pour base cette dernière moyenne, on a 3,532,687.

12 juillet. La malade prend des Eaux-Bonnes depuis quinze jours, ce matin même elle en a pris 1 bouteille.

J'examine trois gouttes de sang.

Moyenne du premier examen...   115.4

—   du deuxième   —   119.6

—   du troisième   —   128

Moyenne des trois examens.....   121

Nombre des globules...   3,766,125

Comme lors de la numération du 26 juin.

15 juillet. La malade ne prend plus d'Eaux-Bonnes depuis le 12.

J'examine trois gouttes de sang :

Moyenne du premier examen...   111.4

—   du deuxième   —   101.4

—   du troisième   —   113.2

Moyenne des trois analyses.......   109

Nombre des globules (en prenant la moyenne de 109 pour point de départ), 3,392,625.

La malade après avoir bu des Eaux-Bonnes aurait donc 373,500 globules de moins par millimètre cube de sang.

Faut-il accuser les Eaux-Bonnes, le procédé, ou l'opérateur. Je dois faire remarquer ici que les circonstances qui influent sur le nombre des globules comptés par le procédé que j'ai employé sont nombreuses et variées. Je n'en citerai que deux.

1° Comme l'a remarqué M. Hayem, quand on fait une piqûre au doigt pour recueillir le sang, le sang qui s'échappe par cette petite plaie n'est jamais identique à lui-même; suivant que l'on presse plus ou moins le doigt, le sang que l'on fait ainsi sortir est plus ou moins séreux. Naturellement, plus la quantité de sérum est considérable, moins il y a de globules.

2° Il suffit que le sujet en expérience ait bu quelque temps avant la numération de ses globules une quantité considérable de liquide pour que le nombre des globules soit notablement diminué.

II. — *Numération des globules du sang* du n° 23 de la salle Saint-Félix.

26 juin. Je compte les globules de trois gouttes de sang.

Moyenne des globules de la première goutte... 91
—　　　— de la deuxième — 70
— 　　　— de la troisième — 76
Moyenne des trois numérations............ 79
Le nombre des globules.... 2,458,875

27 juin. Trois numérations.

Moyenne de la première........ 79.4
— de la deuxième........ 91
— de la troisième. 100.4
Moyenne des trois numérations... 90.3
Nombre des globules.... 2,810,587.

C'est le 28 juin que le malade commence à boire l'eau de Bonnes.

4 juillet 1876. Le malade prend les Eaux-Bonnes depuis sept jours. Trois numérations.

Moyenne de la première 83.4
— de la deuxième........ 74.6
— de la troisième........ 82.6
Moyenne des trois numérations.... 80.2
Nombre des globules... 2,496,225

11 juillet. Le malade doit quitter l'hôpital le 12 pour aller à Vincennes. Trois numérations.

Moyenne de la première....... 108.0
— de la deuxième 99.2
— de la troisième....... 106.
Moyenne des trois numérations. 104.4
Nombre des globules.. 3,249,450.

Donc après quatorze jours de traitement par les Eaux-Bonnes et dix-neuf jours de séjour à l'hôpital, le nombre des globules du sang du n° 23 de Saint-Félix, a augmenté d'une façon sensible.

Le malade avait 2,458,875 globules le 27 juin, il en a 3,249,450 au moment de sa sortie, cela fait une différence de 790,575.

Si on compare le nombre des globules trouvé le 27 juin à celui trouvé le 11 juillet, la différence n'est plus que de 438,862.

Enfin, le 11 juillet le malade a par millimètre cube de sang 753,225 globules de plus que le 4 juillet.

III. — *Numération des globules du sang* du n° 19 de la salle Saint-Félix.

26 juin. Trois numérations.

Moyenne de la première......... 98,2
— de la deuxième......'. 77.8
— de la troisième 78
Moyenne des trois numérations... 84.66
Nombre des globules.. 2,635,042

27 juin. Trois numérations.

Moyenne de la première........ 74.8
— de la deuxième........ 87
— de la troisième........ 82.6
— des trois numérations.. 81.46
Nombre des globules.... 2,535,442.

Le malade prend des Eaux Bonnes à partir du 28 juin.

4 juillet. Examen de trois gouttes de sang.

Moyenne de la première....... 83
— de la deuxième....... 79.8
— de la troisième 84.8
— des trois numérations. 82.5
Nombre des globules... 2,567,812

21 juillet. Le malade a pris des Eaux-Bonnes pendant dix-huit jours, du 28 juin au 15 juillet.

Le 21. Il n'en prend donc plus depuis six jours. Quatre numérations de globules.

Moyenne de la première......... 87.8
— de la deuxième.......... 90.8
— de la troisième.......... 96.4
— de la quatrième........ 97.0
— des quatre numérations.. 93
Nombre des globules.. 2,894,625

Le nombre des globules du sang du n° 19 de Saint-Félix a donc légèrement augmenté.

On trouvait, en effet, le 26 juin 259,583 globules de moins par millimètre cube de sang que le 21 juillet; et 359,183 globules de moins le 27 juin que le 21 juillet.

RÉSUMÉ.

Donc, dans le premier cas, diminution du nombre des globules du sang ; augmentation dans les deux autres.

Et c'est là le résultat auquel on doit arriver.

Si on étudie, en effet, l'action des Eaux-Bonnes sur l'économie, on voit qu'elles excitent l'appétit, relèvent les forces, etc., etc.. comme l'a dit Bordeu : il y a *remontement général* de l'organisme.

Mais les résultats de trois observations ne suffisent évidemment pas pour permettre de conclure.

Les recherches que j'ai commencées sont à continuer.

Paris. — Typ. A. PARENT, rue Monsieur-le-Prince, 29-31.

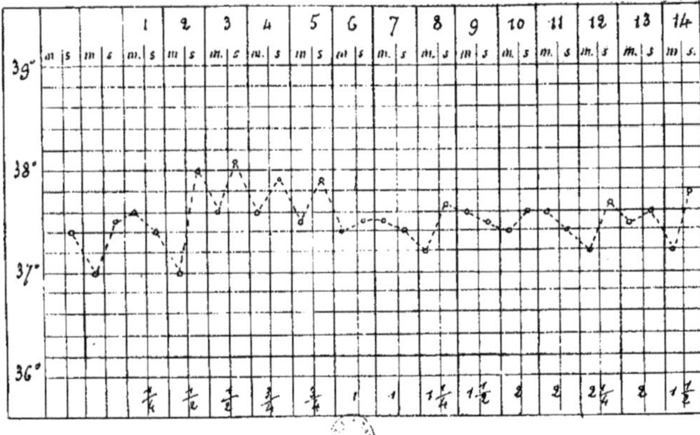

Tracé N.º 1.

Tracé N.º 2.

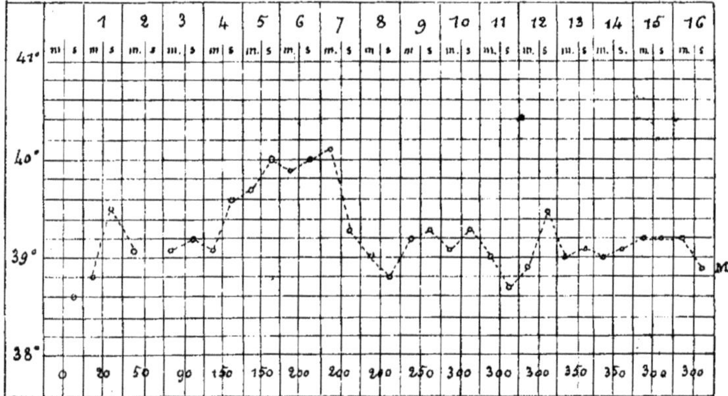

Tracé N.º 3.

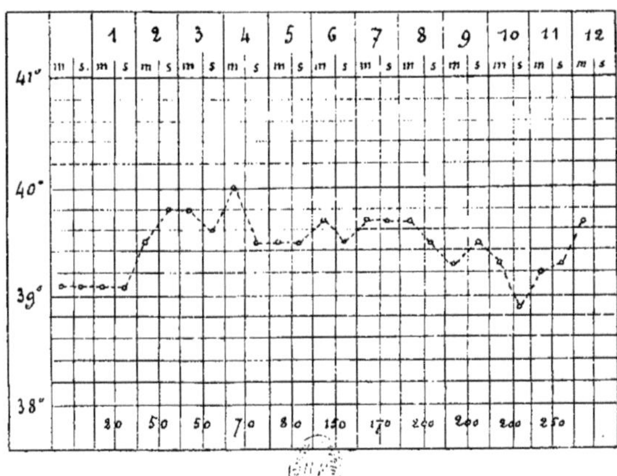

Tracé N°: 4.

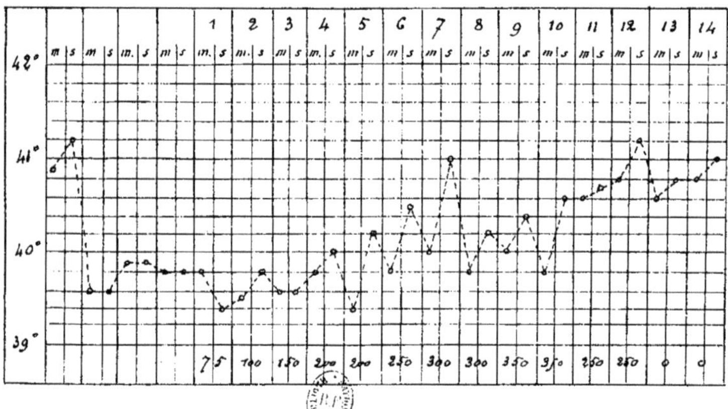

152